Clean Eating & Superfoods

Zurück zu natürlichem Essverhalten

Clean Your Life

Auflage 2015 September
ISBN-13: 978-1517493172
ISBN-10: 151749317X

Webseite www.mira-brand.de
Email: mira@mira-brand.de
Infos zu Impressum:
Mira Brand
c/o Autoren.Services
Zerrespfad 9
53332 Bornheim
Gestaltung : Martin Müller
Bilder: Kozzi Photography

Newsletter Eintrag für Neuerscheinungen,
bitte per Email Anfrage an:
newsletter@mira-brand.de

Mira Brand

Clean Eating & Superfoods

Zurück zu natürlichem Essverhalten

Clean Your Life

Inhaltsverzeichnis

Vorwort

Vielen Dank, dass du "Clean Eating & Superfoods" erworben hast. Dieses Buch gibt dir einen umfangreichen Einblick in die moderne Vollwerternährung.

Was ist Clean Eating? Was ist erlaubt und was nicht? Und wie werde ich selbst clean? Diese Fragen und noch viele mehr beantwortet dir dieses Buch. Du erfährst was Superfoods und grüne Smoothies sind, und warum sie auf keinen Fall auf deinem Speiseplan fehlen dürfen. Du erhältst nützliche Tipps, wie du den cleanen Lifestyle am besten in deinen Alltag integrieren kannst und Anregungen dazu, selbst kreativ zu werden und neue Rezepte und Lebensmittel auszuprobieren. Und falls am Ende immer noch ein paar Fragen offen geblieben sind, findest du im letzten Kapitel hoffentlich die eine oder andere Antwort.

Viel Spaß mit diesem Buch!

Was ist Clean Eating?

Clean Eating ist keine Diät sondern ein langfristiges Ernährungskonzept. Ursprünglich stammt dieser Trend aus den USA. Alles begann mit einem Buch der amerikanischen Ernährungsexpertin Tosca Reno mit dem Titel "The Clean-Eat Diet". Nach eigenen Angaben war die US-Autorin selbst lange Zeit übergewichtig und pflegte einen ungesunden Lebensstil, bis es ihr im Alter von 42 Jahren gelang, ihr Leben komplett umzukrempeln. Sie betont, dass es jeder schaffen kann, gesünder zu leben und abzunehmen, sie selbst sei das beste Beispiel dafür. "Lasting FAT LOSS that's better than ever" (Dauerhafter Gewichtsverlust, besser als jemals zuvor) oder "Fire up your metabolism by eating more" (Kurbele deinen Stoffwechsel an, indem du mehr isst) und ähnliche, beinah schlagzeilenartige Sätze liest man auf der Titelseite ihres Buches. Auf den ersten Blick erscheint das ganze Konzept eher wie eine der vielen gut zu vermarktenden Diäten. Doch wenn man näher hinschaut erkennt man, dass an Clean Eating wirklich etwas dran zu sein scheint. Mittlerweile gibt es zahlreiche Food- und Gesundheitsblogger, die sich mit gesunder Ernährung und eben auch mit Clean Eating beschäftigen. Auf Instagram werden täglich neue Fotos cleaner Gerichte gepostet und viele Menschen berichten und teilen im Internet ihre Erfahrungen, die sie mit dem neuartigen Ernährungskonzept gemacht haben, das eigentlich gar nicht so neu ist.

Doch worum genau geht es bei diesem Clean Eating? Der Name verrät es eigentlich schon, denn "Clean Eating" bedeutet auf Deutsch "sauber essen". Es sollen nur möglichst natürliche und unverarbeitete Lebensmittel gegessen werden, industriell verarbeitete Produkte dagegen werden vermieden. Clean Eating ist letztlich nichts anderes als eine moderne Bezeichnung für gesunde Ernährung. Da Clean Eating keine Diät ist, muss man auch keine lästigen Kalorien zählen und auch nicht hungern. Vielmehr geht es darum, sich seiner Nahrung bewusster zu werden und darauf zu achten, was man eigentlich isst. Unser Körper ist nämlich eigentlich gar nicht darauf ausgelegt, verarbeitete Lebensmittel voller Zusatzstoffe zu verdauen und diese Art der Ernährung gibt es noch gar nicht so lange. Eine natürliche Vollwertkost entspricht ihm dagegen viel mehr.

Die cleane Ernährungsweise kann durchaus einige Vorteile auf die Gesundheit und das allgemeine Wohlbefinden haben. Vielleicht fühlst du dich im Alltag oft schlapp und träge oder kommst morgens gar nicht richtig aus dem Bett? Durch Clean Eating kann sich das ändern! Du wirst dich energiegeladener und frischer fühlen. Deine Konzentrationsfähigkeit verbessert sich.

Du wirst nachts besser und erholsamer schlafen und dich darum tagsüber so richtig fit und wach fühlen. Dadurch dass du weniger oder idealerweise gar keine Lebensmittelzusatzstoffe zu dir nimmst erhält dein Körper die Chance, seine natürlichen Entgiftungsprozesse anzukurbeln. Das erkennst du zum Beispiel daran, dass sich dein Hautbild verbessert. Dein Stoffwechsel arbeitet besser, du profitierst von einer gut funktionierenden Verdauung und einem gestärkten Immunsystem. Du wirst vielleicht bemerken, dass du im Winter seltener mit Erkältungen zu kämpfen hast. Möglicherweise wirst du auch einige überflüssige Pfunde loswerden, doch die Gewichtsabnahme sollte nicht die zentrale Motivation sein, auf Clean Eating umzustellen. Mit der Zeit wirst du dafür ein viel besseres Gespür für gesunde und "saubere" Lebensmittel entwickeln und gar nichts anderes mehr essen wollen. Denn sobald du dich genauer damit auseinandersetzt, was in vielen Produkten enthalten ist, die du bisher vielleicht sogar täglich zu dir genommen hast wirst du feststellen, dass manche dieser Farbstoffe, Emulgatoren, Konservierungsmittel, etc. eigentlich ganz schön eklig sind.

Die Grundregeln des Clean Eating

Wie du bereits erfahren hast ist die oberste Regel der cleanen Ernährung die Vermeidung industriell verarbeiteter Lebensmittel. Doch es gibt noch einige weitere, einfach zu befolgende Regeln, die dir zu einer gesünderen Lebensweise verhelfen werden. Diese sollen dich vor allem davon abhalten, deinen Körper weiterhin mit ungesunden Substanzen zu belasten. Diese Grundregeln des Clean Eating sind die folgenden:

- Iss fünf oder sechs Mahlzeiten pro Tag!
- Achte darauf, ausreichend viel zu trinken!
- Frühstücke jeden Tag!
- Iss viel frisches Obst und Gemüse!
- Vermeide Fertiggerichte und Lebensmittel mit vielen Zusatzstoffen!
- Verzichte auf Weißmehlprodukte!
- Kombiniere komplexe Kohlenhydrate mit Proteinen in jeder Mahlzeit!
- Iss so wenig Zucker wie möglich!
- Verwende keine künstlichen Süßstoffe!
- Achte auf gute Fette!
- Trinke möglichst wenig Alkohol oder verzichte ganz darauf!

Was genau sich hinter diesen Regeln verbirgt und wie du sie am besten befolgen kannst, erfährst du auf den folgenden Seiten. Denk daran, es sind keine Verbote, du solltest ganz für dich allein entscheiden, wie du Clean Eating für dich am besten umsetzen kannst. Wenn du ab und zu etwas nicht cleanes isst, dann bist du noch lange nicht vom rechten Weg abgekommen. Auf die Balance kommt es an! Wenn du dich zu 90 % vollwertig ernährst, aber einmal pro Woche etwas Schokolade isst oder am Samstag Abend ein Glas Wein trinkst, dann ist das alles völlig im Rahmen. Sei nicht zu streng mit dir selbst, du muss schließlich nicht perfekt sein! Clean Eating soll Spaß machen und dich dazu anregen, eingefahrene Angewohnheiten abzulegen und neues zu entdecken. Es ist eine spannende Reise und hier sind nun die Wegweiser:

Iss fünf oder sechs Mahlzeiten pro Tag!

Um Heißhungerattacken zu vermeiden, kann es besser mehrere kleine Portionen am Tag zu sich zu nehmen als zwei oder drei Hauptmahlzeiten. Doch welchen Mahlzeitenrhythmus du bevorzugst, hängt letztendlich von deinen persönlichen Vorlieben und Gewohnheiten ab. Wenn du wie bisher dreimal täglich essen möchtest, kannst du das natürlich weiterhin tun. Auf diese Weise gönnst du deinem Verdauungssystem zwischendurch ein wenig Ruhe. Doch eigentlich ist es egal, ob du mehrere kleine Mahlzeiten am Tag isst oder ganz klassisch Frühstück-Mittag-Abendbrot. Bisher gibt es nämlich keinen eindeutigen Beweis dafür, dass mehrere kleine Mahlzeiten besser für deinen Körper sind oder dir dabei helfen, schneller Gewicht zu verlieren. Achte darauf, was dir selbst gut tut. Manchen Menschen reicht es aus zwei oder dreimal täglich zu essen, während andere schneller wieder hungrig werden und gelegentlich einen Snackie zwischendurch brauchen. Wenn du zur letzten Kategorie gehörst, solltest du die Portionen deiner Hauptmahlzeiten entsprechend anpassen, damit du nicht mehr Kalorien zu dir nimmst, als du eigentlich brauchst. Mit der Zeit wirst du ein feineres Gespür für dein Sättigungsgefühl entwickeln, dein Körper signalisiert dir eigentlich sehr eindeutig, wenn es genug ist.

Achte darauf, ausreichend viel zu trinken!

Eigentlich sollte es selbstverständlich sein, genug Flüssigkeit zu sich zu nehmen. Empfehlenswert sind 2-3 Liter Wasser pro Tag. Auch ungesüßte Tees, z.B. Kräutertee oder Grüner Tee und Zitronenwasser mit etwas Ingwer kannst du trinken. Saftschorlen oder Softdrinks dagegen sind wahre Kalorienbomben und stecken noch dazu oft voller Konservierungsmittel und künstlicher Aromen, also lass lieber die Finger davon. Wenn du dazu noch regelmäßig Sport treibst, musst du natürlich entsprechend mehr trinken. Falls du vergisst genug zu trinken, gibt es einige kleine Tricks, mit denen du es dir angewöhnen kannst. Stelle dir einen Wecker oder richte eine Erinnerung auf deinem Telefon ein und trinke zu jeder vollen Stunde ein Glas Wasser. Nimm immer eine Flasche Wasser mit, wenn du unterwegs bist. Wenn du viel am Schreibtisch arbeitest, dann solltest du immer eine Kanne Tee oder Wasser bereit stehen haben und regelmäßig davon trinken. Es gibt auch Apps für Smartphones die dich daran erinnern, etwas zu trinken und die dir dabei helfen zu dokumentieren, wie viel du eigentlich am Tag trinkst. Lege dir kleine Rituale zu, zum Beispiel die Tasse Tee vorm Zubettgehen oder ein Glas Wasser gleich nach dem Aufstehen. Ein ganz einfacher wenn auch nicht sehr umweltfreundlicher Trick ist das Benutzen eines Strohhalmes. Damit trinkst du ganz automatisch mehr.

Frühstücke jeden Tag!

Gerade in unserer hektischen Welt lassen viele Menschen das morgendliche Frühstück ausfallen. Das ist aber keine gute Idee, denn das Frühstück gilt nicht umsonst als die wichtigste Mahlzeit des ganzen Tages. Es gibt dir Energie für einen positiven Start in den Tag. Wer ohne Frühstück aus dem Haus geht riskiert Heißhungerattacken, die oft dazu führen, dass du dich mit ungesundem Essen vollstopfst. Ein ausgewogenes Frühstück dagegen versorgt dich mit ausreichend Energie für den Vormittag. Du wirst dich besser auf deine Arbeit oder deine anderen alltäglichen Tätigkeiten konzentrieren können und leistungsfähiger sein. Falls du morgens nur wenig Zeit hast, kannst du dein Frühstück so weit wie möglich schon abends vorbereiten. Eine gute Mahlzeit für besonders Eilige sind die sogenannten Overnight Oats. Hinter diesem trendigen Namen verbergen sich ganz gewöhnliche Haferflocken, die du über Nacht im Kühlschrank in Milch, pflanzlichen Milchvarianten, Joghurt oder einfach Wasser einweichst. Morgens fügst du dann deinem Haferbrei noch frisches Obst, Nüsse, Rosinen, Joghurt oder Gewürze hinzu, und schon hast du ein leckeres und energiereiches Frühstück. Es gibt beinah unendlich verschiedene Möglichkeiten, wie du deine Overnight Oats zubereiten kannst. Alternativ kannst du morgens auch Haferflocken mit kochendem Wasser übergießen und zehn Minuten ziehen lassen. So erhältst du einen warmen Haferbrei den du, genau wie die über Nacht eingeweichten Haferflocken mit frischem oder tiefgefrorenem Obst, Nussmischungen, Rosinen, Kokosraspeln, Zartbitterschokostreuseln oder Gewürzen anrichtest. Probiere einfach aus, was dir morgens am Besten schmeckt.

Iss viel frisches Obst und Gemüse!

Alle Obst- und Gemüsearten sind gesund, lecker, vielseitig einsetzbar und versorgen unseren Organismus mit lebenswichtigen Nährstoffen, Mineralien und Vitaminen. Du kannst sie roh essen, kochen, backen, dünsten oder zu einem Smoothie verarbeiten. Probiere neue Gemüse- und Obstarten aus, die du vielleicht noch nie gegessen hast. Wie wäre es zum Beispiel mal mit Schwarzwurzeln, Steckrüben oder Aroniabeeren? Durch Clean Eating wirst du sicher bald Bekanntschaft mit diesen und weiteren neuen Leckereien machen.

Vermeide Fertiggerichte und Lebensmittel mit vielen Zusatzstoffen!

Die oberste Regel des Clean Eating ist es, nur frische und industriell unverarbeitete Lebensmittel zu essen. Da sollte es sich eigentlich von selbst verstehen, dass Tiefkühlpizza und Co. von nun an nicht mehr auf deinem Speisezettel stehen. Je mehr ein Produkt industriell weiterverarbeitet wurde, desto mehr Zusatzstoffe enthält es. Wenn du dich natürlich ernähren willst, solltest du schon beim Einkauf darauf achten nur Lebensmittel auszuwählen, die ohne Aromen, Farbstoffe, Konservierungsstoffe, Geschmacksverstärker oder sonstige Zusatzstoffe auskommen. Dazu gehören auch mit Vitaminen angereicherte Produkte! Oft ist es aber gar nicht so einfach diese ausfindig zu machen, auch wenn du dir die Zutatenliste genau durchliest. Manchmal steht "Ohne Geschmacksverstärker!" in großen Leuchtbuchstaben auf der Verpackung, aber auf der Zutatenliste steht dann doch Hefeextrakt. Und das ist nichts anderes als "natürlicheres" Glutamat und hat ebenfalls geschmacksverstärkende Eigenschaften. Dass Lebensmittel mit E-Nummern nicht clean sind, ist sicher klar. Du musst kein Experte für Lebensmittelzusatzstoffe werden, wenn du dich mit Clean Eating beschäftigst, auch wenn du es mit der Zeit vielleicht sogar wirst. Es reicht wenn du dich beim Einkaufen an folgende Faustregeln hältst:

- Kauf keine Produkte, wenn du nicht bei jeder Zutat genau weißt, was es ist. Chemische Namen, die nur schwer auszusprechen sind, bedeuten sicher nichts Gutes. Wenn du einen Inhaltsstoff nicht eindeutig als Lebensmittel identifizieren kannst, so ist das Produkt nicht clean.

- Sei besonders kritisch bei langen Zutatenlisten, die mehr als fünf oder sechs Inhaltsstoffe enthalten. Je länger du brauchst um die komplette Liste zu lesen, desto wahrscheinlicher ist es, dass das Produkt nicht clean ist.

- Wähle nur solche Lebensmittel, deren Inhaltsstoffe du auch pur essen würdest oder deren Zutaten auch deine Großmutter kennen würde.

Verzichte auf Weißmehlprodukte!

Weißmehl oder auch Auszugsmehl wird aus der Vermahlung von Weizenkörnern gewonnen, dazu wird nur der innere Teil des Korns gemahlen. Natürlich kann aus fast jedem Getreidekorn Weißmehl gewonnen werden, doch meistens wird es aus Weizenkörnern gemacht. Im Gegensatz zu Vollkornmehlen enthält weißes Mehl fast ausschließlich kurzkettige Kohlenhydrate. Diese führen zwar zu einem schnellen und starken Anstieg des Blutzuckerspiegels, dem folgt jedoch auch ein rasches Sinken desselben. Das kann besonders für Diabetiker problematisch werden, außerdem führen Schwankungen des Blutzuckerspiegels zu Heißhungerattacken. Die schnell verfügbare Energie ist jedoch auch positiv, etwa wenn du nach dem Sport rasch wieder Power brauchst.

Im Gegensatz zu Lebensmitteln aus Vollkornmehl besitzen Produkte aus weißem Mehl einen geringeren Nährwert. Sie enthalten zwar schnell verfügbare Energie, aber ansonsten kaum Ballaststoffe, Mineralstoffe oder Vitamine. Darum spricht man auch von sogenannten "leeren" Kohlenhydraten.

Gesünder sind Vollkornprodukte, zum Beispiel Vollkornbrot, Vollkornmehl oder auch Vollkornflocken. Diese werden aus Getreidekörnern hergestellt, von denen nur die Grannen und Spelzen entfernt wurden, alle anderen Bestandteile des Korns sind jedoch auch im Vollkornmehl enthalten. Dadurch ist es reich an Mineralien, Vitaminen und Ballaststoffen und hat einen hohen Gesundheitswert. Außerdem enthält es einen höheren Anteil an langkettigen und komplexeren Kohlenhydraten die der Körper erst aufspalten muss, um ihre Energie nutzen zu können. Wenn du zum Beispiel in Zukunft Vollkorn- statt Weißbrot isst, wirst du dich nicht nur länger satt fühlen, sondern auch weniger mit plötzlichen Heißhungerattacken zu kämpfen haben, weil dein Blutzuckerspiegel stabiler bleibt. Wenn du das nächste Mal zum Bäcker gehst, dann erkundige dich nach Vollkornbrot. Nicht jedes dunkle Brot ist nämlich automatisch mit Vollkornmehl gebacken.

Kombiniere komplexe Kohlenhydrate mit Proteinen in jeder Mahlzeit!

Langkettige Kohlenhydrate sind besser als kurzkettige, wie du nun weißt. Für eine optimale Ernährung solltest du zu jeder Mahlzeit komplexe Kohlenhydrate mit einer wertvollen Eiweißquelle kombinieren.

Langkettige Kohlenhydrate findest du nicht nur in Vollkornprodukten wie Brot oder Nudeln. Sie sind auch in Kartoffeln, Nüssen und Mandeln, getrockneten Früchten sowie diversen Obst und Gemüsesorten enthalten. Eiweiße sind oft tierischen Ursprungs, wie zum Beispiel Fleisch, Fisch, Eier oder Milchprodukte. Doch auch viele pflanzliche Lebensmittel stecken voller Proteine. Dazu gehören Sojaprodukte (Tofu, Tempe), Hülsenfrüchte, viele Gemüsearten, Getreide, Nüsse und Samen sowie einige Obstarten.

Für kleinere Zwischenmahlzeiten oder Snacks musst du diese Regel nicht befolgen. Und es ist auch in Ordnung, gelegentlich ein kohlenhydratarmes Abendessen zu verspeisen. Bedenke aber, dass es im Clean Eating um eine ausgewogene Ernährung geht, in der gesunde Fette,

Eiweiße und Kohlenhydrate gemeinsam aufgenommen werden sollten.

Iss so wenig Zucker wie möglich!

Auch Zucker ist ein einfaches Kohlenhydrat. Der gewöhnliche weiße Haushaltszucker ist ein Zweifachzucker mit dem chemischen Namen Saccharose. Er setzt sich zu gleichen Teilen aus den beiden Einfachzuckern Fructose und Glucose zusammen. Das ist bei Rübenzucker nicht anders als bei Rohrzucker. Doch ein hoher Zuckerkonsum ist ungesund und kann zu Übergewicht, Karies und Diabetes führen. Lebensmittel mit einem hohen Gehalt an Zucker führen außerdem zu Schwankungen des Blutzuckerspiegels und machen dich nicht lange satt. Und letztendlich muss Zucker industriell aus Zuckerrübe oder Zuckerrohr gewonnen werden. Übrigens ist es ernährungsphysiologisch gesehen erst mal egal, ob du nun braunen Zucker oder Rohzucker oder Vollrohrzucker verwendest. Alle diese Produkte bestehen zu einem großen Teil aus Saccharose. Zwar weisen einige Zuckerarten einen etwas höheren Mineralstoffgehalt auf als andere, dieser liegt aber meistens bei 1 %. Um diese Mineralien in ausreichender Menge zu dir zu nehmen, müsstest du Zucker kiloweise essen und das wäre definitiv nicht gesund. Es ist also unsinnig ein bestimmtes Zuckerprodukt deswegen zu kaufen, weil es angeblich mehr Mikronährstoffe enthält. Vergiss nicht, Zucker ist nicht essentiell für unseren Körper, wir kommen auch ganz gut ohne ihn klar.

Doch gelegentlich möchten wir alle etwas Süßes essen. Welcher Zucker ist denn nun am besten? Das weißer raffinierter Zucker im Clean Eating nichts verloren hat ist klar. Wenn du dich nun nach Alternativen umschaust, hast du verschiedene Möglichkeiten die vielen angebotenen Zuckerarten einzuteilen. Ist dir zum Beispiel Regionalität wichtig, dann solltest du zu Rübenzucker greifen, denn Zuckerrohr und auch Palmzucker wird aus subtropischen und tropischen Ländern nach Deutschland importiert. Natürlich kannst du diese Zucker aber auch in Bio-Qualität und als fair gehandelte Produkte erwerben, falls dir diese Aspekte wichtig sind. Wenn es um den Gesundheitswert der verschiedenen Süßungsmittel geht, kannst du sie nach ihrem Glykämischen Index (GI) beurteilen. Dieser Wert gibt an, wie sehr die in einem Lebensmittel enthaltenen Kohlenhydrate den Blutzuckerspiegel beeinflussen. Je niedriger der Wert ist, umso geringer ist die Auswirkung auf deinen Blutzucker. Haushaltszucker hat in der Regel einen hohen GI, Palmzucker einen etwas niedrigeren. Wenn es dir darum geht, besonders wenig bearbeiteten Zucker zu verwenden, dann eignen sich Honig oder

Vollrohrzucker für dich. Oder du ersetzt Zucker durch Stevia oder andere natürliche Süßstoffe oder lässt ihn einfach ganz weg.

Achte beim Einkaufen auch darauf, dass sich Zucker oft hinter anderen Zutatennamen versteckt. Maltodextrin, Polydextrose, Glucose-Fructose-Sirup, Invertzucker, Gerstenmalz, Traubensüße, Inulin, Molkenerzeugnis, Polydextrose, Süßmolkenpulver, Raffinose, Maissirup, Malzextrakt, Magermilchpulver, Apfelsüße, Karamellsirup, hinter all diesen Begriffen verbirgt sich Zucker. Gleichzeitig wirst du als Verbraucher über die wahre Zuckermenge in einem Produkt getäuscht.

Vergiss nicht, Zucker ist nicht wichtig für deinen Körper und eigentlich eher ein Genussmittel. Verwende ein qualitativ hochwertiges Produkt, das dir gut schmeckt und genieße es ganz bewusst. Je weniger, desto besser.

Verwende keine künstlichen Süßstoffe!

Süßstoffe sind meistens viel süßer als Zucker und enthalten wenige bis gar keine Kalorien. Darum werden sie vor allem in Lebensmitteln verwendet, die mit den Labeln "Diät" oder "zuckerfrei" gekennzeichnet sind. Es wird jedoch vermutet, dass viele dieser synthetischen Süßstoffe wie zum Beispiel Aspartam oder Acesulfam-K gesundheitsschädlich oder sogar krebsfördernd sind. Sie können außerdem die Verdauung durcheinanderbringen und Durchfall verursachen. Bisher gibt es nur wenige wissenschaftliche Studien die beweisen, dass Süßstoffe ungesund sind. Doch auch Beweise für ihre Sicherheit sind rar.

In der Zutatenliste werden Süßstoffe mit ihrem chemischen Namen oder als E-Nummer aufgeführt. Außerdem muss auf der Verpackung ein Hinweis auf die Verwendung von Süßungsmitteln zu finden sein.

Eine gute Alternative zu den künstlichen Süßstoffen ist Stevia, ein Süßstoff der aus den Blättern des Süßkrauts (*Stevia rebaudiana*) gewonnen wird. Stevia hat keinen Einfluss auf den Blutzuckerspiegel, ist praktisch kalorienfrei und beeinflusst auch die Verdauung nicht.

Allerdings hat dieser natürliche Süßstoff einen lakritzartigen, leicht bitteren Beigeschmack, der nur in chemisch aufwändig bearbeiteten und dadurch sehr teuren Stevia-Produkten fehlt.

Da es ja bei Clean Eating darum geht, auf industriell bearbeitete Lebensmittel zu verzichten, solltest du möglichst wenig bearbeitete Stevia-Produkte verwenden. Du kannst dir auch eine Stevia-Pflanze zulegen und aus den Blättern deinen eigenen Zuckerersatz herstellen, Rezepte dazu findest du im Internet. Oder aber du verwendest den natürlichsten Süßstoff von allen: Honig.

Achte auf gute Fette!

Prinzipiell sind Fette wichtig für unseren Organismus und bilden gemeinsam mit den Eiweißen und den Kohlenhydraten die drei Grundbausteine der menschlichen Ernährung. Sie sind Energieträger und -speicher, schützen unsere Organe und werden zur Aufrechterhaltung der Körpertemperatur benötigt. Nur gemeinsam mit Fetten können wir bestimmte Vitamine aufnehmen, da diese fettlöslich sind. Fette verlängern das Sättigungsgefühl und sie dienen als Baustoff für verschiedenste Zellbestandteile. Doch Fett ist nicht gleich Fett. Es gibt viele verschiedene Fettsäuren, die anhand ihrer Kettenlänge, ihrem Sättigungsgrad oder auch ihrer Herkunft voneinander unterschieden werden können. Doch was sind jetzt gute Fette und welche solltest du meiden?

Sicher hast du schon von gesättigten, einfach ungesättigten und mehrfach ungesättigten Fetten gehört. Jedes Fett setzt sich aus drei Fettsäuren zusammen. Diese wiederum bestehen unter anderem aus unterschiedlich langen Ketten von Kohlenstoffatomen, die durch chemische Bindungen zusammengehalten werden. Sowohl Einfach- als auch Doppelbindungen sind dabei möglich. Wenn zwischen den Kohlenstoffatomen einer Fettsäure nur Einfachbindungen bestehen, dann handelt es sich um eine gesättigte Fettsäure. Kommen jedoch eine oder mehrere Doppelbindungen vor, so ist die entsprechende Fettsäure ungesättigt. Nun ist nicht jede gesättigte Fettsäure automatisch schlecht und jede ungesättigte Fettsäure immer gesund.

Fette, die vor allem aus gesättigten Fettsäuren bestehen, sind meistens tierischen Ursprungs. Eine Ausnahme davon bildet Kokosöl. Dieses besteht zwar zu einem Großteil aus gesättigten Fettsäuren, es ist jedoch sehr gesund und sollte in der cleanen Küche auf keinen Fall fehlen. Doch auch mit nativem Olivenöl, Mandelöl oder Leinöl befindest du dich auf der sicheren Seite.

Margarine oder andere künstlich gehärtete Fette solltest du dafür von deinem Speiseplan streichen. Diese enthalten nämlich sogenannte Trans-Fettsäuren. In der Natur kommen Fettsäuren nur in der Cis-Form vor. Sie sind, vereinfacht ausgedrückt, gebogen. Durch die hohen Temperaturen denen die Fettsäuren beim Härtungsprozess ausgesetzt sind, ändert sich ihre Form und das Fettsäuremolekül wird gerade. Ein ähnlicher Prozess findet auch dann statt, wenn ein Öl mit einem hohen Anteil an ungesättigten Fettsäuren erhitzt wird, zum Beispiel beim Braten. Transfette sind jedoch gesundheitlich problematisch. Unser Körper kennt sie nicht und kann sie daher nur schlecht verdauen.

Transfette erhöhen den "schlechten" Cholesterinwert und können die Entwicklung von Diabetes begünstigen.

Trinke möglichst wenig Alkohol oder verzichte ganz darauf!

Dass Alkohol ungesund ist, versteht sich eigentlich von selbst. Alkohol kann die Leber und das Nervensystem schädigen und zur Abhängigkeit führen. Doch nicht nur das, alkoholische Getränke sind richtige Kalorienbomben und gelten als Dickmacher. Darüber hinaus hat Alkohol eine appetitanregende Wirkung und führt dazu, dass du mehr Kalorien zu dir nimmst als du eigentlich brauchst. Regelmäßiger Alkoholkonsum kann außerdem zu Mangelerscheinungen führen, davon sind besonders Vitamine, Mineralien und Spurenelemente betroffen.

Alkohol gilt nicht umsonst als Genussmittel. Auch im Rahmen des Clean Eating ist gegen ein gelegentliches Glas Bier oder Wein nichts einzuwenden solange es eine Ausnahme bleibt. Komplette Abstinenz ist aber auf jeden Fall die gesündere Alternative.

Clean Eating im Alltag und unterwegs

Wenn du nun deine Ernährung ändern möchtest und ab jetzt gesünder, vollwertiger oder sauberer essen willst, dann plane das gut und lass dir Zeit. Es ist schließlich nicht ganz einfach, seine Gewohnheiten zu ändern und dazu gehört auch eine Ernährungsumstellung. Schmeiß jetzt also bitte nicht den Inhalt deiner Küchenschränke in den Müll! Das wäre eine unnötige Verschwendung, auch wenn es sich um Fertigprodukte, weißes Mehl oder diverse Kalorienbomben handelt. Es sind immer noch Lebensmittel! Gib sie deinen Mitbewohnern, Freunden, deiner Familie oder erkundige dich, ob es in deiner Stadt foodsharing-Gruppen gibt. Diese richten an manchen öffentlichen Standorten, zum Beispiel in Unis foodsharing-Kühlschränke ein, an denen du weitergeben kannst, was du nicht mehr essen magst (es muss aber noch haltbar sein!). Dieses tolle Projekt beugt der Verschwendung von Lebensmitteln vor und du kannst es natürlich auch nach deiner Ernährungsumstellung nutzen.

Das Tolle am Konzept des Clean Eating ist, dass es so leicht umsetzbar ist und das in jeder Lebenslage. Eine cleane Ernährung ist für jeden Menschen geeignet! Du allein bestimmst, wie du die Grundregeln des Clean

Eating für dich umsetzen möchtest, was du essen willst und was nicht. Natürlich gibt es bestimmte Rahmenbedingungen die deine Auswahl an Lebensmitteln einschränken, zum Beispiel wenn du an Unverträglichkeiten oder Allergien leidest. Aber auch in dieser Situation kannst du dich gesund ernähren und das vielleicht sogar besser als vorher. Wenn du nämlich deine Mahlzeiten größtenteils selbst aus frischen Zutaten zubereitest, dann weißt du auch genau was in deinem Essen ist!

Falls es dir nicht sofort gelingt, nur noch saubere und zusatzstofffreie Lebensmittel einzukaufen, ist das überhaupt nicht schlimm. Es ist schließlich nicht leicht, alte Gewohnheiten abzulegen, darum solltest du geduldig mit dir sein. Beim Clean Eating geht es ja auch nicht darum zu hungern oder auf leckere Sachen zu verzichten, sondern um gesunde Ernährung, Genuss und dadurch auch um eine hohe Lebensqualität. Wenn du dir wirklichen einen Schokomuffin vom Bäcker gönnen möchtest, dann tu das auch. Mit der Zeit wirst du aber auch tolle Alternativen zu deinen bisherigen, nicht cleanen Lieblingsgerichten entdecken. Im Internet findest du viele Ideen und Rezepte und natürlich auch für gesunde Schokomuffins. Auf diese Weise lernst du gleichzeitig neue Lebensmittel und Zubereitungsarten kennen und erweiterst so deinen Horizont. Es kann sogar sein, dass sich dein Geschmackssinn irgendwann so verändert, dass du dich auch bei Heißhungerattacken auf gesunde Lebensmittel stürzt und dir deine einstige Lieblingsschokolade auf einmal viel zu süß ist.

Doch wie sieht es mit der cleanen Ernährung im Alltag aus? Schließlich verbringst du nicht den kompletten Tag in der Nähe deiner Küche und kannst jede Mahlzeit frisch zubereiten. Und gerade unterwegs lauern viele kalorienreiche und leider gar nicht cleane Verlockungen. Diesen kannst du vorbeugen, in dem du Heißhunger gar nicht erst aufkommen lässt und immer einen kleinen Snack bei dir hast. Das kann etwas Obst sein oder ein Bio-Müsliriegel. Auch Trockenfrüchte, Nüsse, Studentenfutter oder Gemüsesticks sind ein prima Snack für den kleinen Hunger. Ganz zur Not gibt es mittlerweile in fast jedem Supermarkt fertig geschnittenes Obst oder Gemüse oder andere cleane Snacks. Für die Mittagspause auf Arbeit oder in der Uni kannst du dir schon am Vorabend eine Lunchbox vorbereiten. Darin können die Reste vom Abendessen sein oder Vollkornbrot mit einem leckeren Belag. Auch Obst und Gemüse, am besten schon fertig geschnitten, solltest du dir einpacken. Ein grüner Smoothie oder eine Portion Müsli sind ebenfalls perfekte Zwischenmahlzeiten. Vielleicht gibt es auch in deiner Kantine oder der Mensa cleane Gerichte oder eine Salatbar.

Auch im Urlaub ist es nicht immer leicht die cleane Ernährung beizubehalten. Du hast nicht immer die Möglichkeit etwas zu kochen und deine gewohnten Lebensmittel vielleicht an deinem Urlaubsort gar nicht erhältlich. Nur Mut, du wirst deine cleane Ernährung nicht aufgeben müssen, nur weil du mal nicht zu Hause bist. Wenn du einen Städtetrip planst, kannst du dich schon im Voraus zum Beispiel im Internet nach veganen oder cleanen Restaurants an deinem Urlaubsort erkundigen. Gerade wenn du eine Fernreise planst, solltest du dich darüber informieren, was die Menschen vor Ort so essen. Vielleicht gibt es ja lokale Spezialitäten, die den Grundregeln des Clean Eating entsprechen? Wenn du dann im Urlaub angekommen bist, solltest du dich tagsüber mit Snacks versorgen, damit du nicht vom Heißhunger gepackt und dadurch anfällig für Kalorienbomben wirst. Obst, Nüsse oder andere Kleinigkeiten sollten eigentlich überall erhältlich sein. Sei einfach offen für das, was dich an deinem Urlaubsort erwartet! Und selbst wenn du die eine oder andere ernährungstechnische Sünde begehst ist das okay. Im Urlaub darf man sich schließlich auch mal etwas gönnen!

Grüne Smoothies

Vielleicht hast du auch schon von dem neuesten Trend gehört. Grüne Smoothies gelten als wahres Lebenselixier und werden darum immer beliebter. Auch wenn sie auf den ersten Blick vielleicht etwas gewöhnungsbedürftig aussehen, sind sie nicht nur lecker sondern auch äußerst gesund. Der grüne Powerdrink steckt nämlich voller guter Dinge und enthält so viele Nährstoffe, dass er eine komplette Mahlzeit ersetzen kann. Ein grüner Smoothie macht es dir leichter, jeden Tag ausreichend viel Obst und Gemüse zu dir zu nehmen. Denn auf die empfohlenen fünf Portionen pro Tag kommen sicher nur die wenigsten. Die Zutaten für die flüssige Mahlzeit werden zwar püriert, aber ansonsten nicht weiter verarbeitet, erhitzt, o.ä. Dadurch haben die Smoothies Rohkostqualität und alle Nähr- und Vitalstoffe bleiben erhalten. Das sind vor allem Vitamine, essentielle Aminosäuren, Mineralstoffe, Spurenelemente und sekundäre Pflanzenstoffe wie Antioxidantien und Ballaststoffe. Als richtiger Vitalstoffcocktail geben dir Smoothies genug Energie für einen schwungvollen Start in den Tag. Sie beugen außerdem Heißhungerattacken vor, so dass du keine unnützen Kalorienbomben zu dir nimmst. Wenn du im Laufe des Tages auf einmal große Lust auf etwas Süßes bekommst, kann dir ein grüner Smoothie helfen. Und nicht zuletzt ist er einfach lecker und frisch! Wenn du erst mal damit angefangen hast, wirst du sicher nicht so schnell wieder aufhören können.

Bei grünen Smoothies handelt es sich um nichts anderes als püriertes Obst und Gemüse. Meistens wird noch etwas Flüssigkeit hinzugegeben um die Konsistenz des Getränks etwas trinkbarer zu gestalten. Der Gemüseanteil besteht üblicherweise aus grünen Blattgemüsearten die dem Smoothie seine so typische Färbung verleihen. Wenn du zum ersten Mal einen grünen Smoothie zubereiten möchtest solltest du geschmacksneutralere Gemüse wie Salat, Spinat oder Feldsalat verwenden. Wirst du experimentierfreudiger, kannst du auch Grünkohl, Wildkräuter wie Löwenzahn oder Giersch oder auch die Blätter von Möhren oder Roter Bete in den Mixer werfen. Einen tollen Effekt haben auch Gewürzpflanzen wie Petersilie, Minze oder Melisse. Als nächstes brauchst du noch Obst für dein gesundes Elixier. Für Anfänger sind Bananen gut geeignet, doch eigentlich kannst du in einem grünen Smoothie jedes beliebige Obst verwenden. Ananas, Äpfel, Birnen, Kiwi, Melonen, Pfirsiche, frische oder tiefgefrorene Beeren, Mango, usw., probiere einfach aus was dir schmeckt. Der Kreativität sind keine Grenzen gesetzt! Wenn du möchtest, kannst du auch noch das ein oder andere Superfood hinzugeben. Chiasamen oder Avocado verleihen deinem Smoothie etwas mehr Konsistenz. Hanfsamen sind eine wunderbare

Proteinquelle und Leinsamen sorgen für eine Extraportion an wichtigen Ballaststoffen. Mehr Informationen über Superfoods und wie du sie verwenden kannst, erhältst du im nächsten Kapitel. Und natürlich solltest du deinen Zutaten noch etwas Flüssigkeit hinzufügen, damit du den Smoothie leichter trinken kannst. Dazu eignen sich natürlich Wasser, pflanzliche Milchalternativen wie Mandel- oder Hafermilch, Kokoswasser, Direktsaft oder sogar grüner Tee. Milch oder Joghurt sind nicht geeignet, da ein grüner Smoothie keine tierischen Proteine enthalten sollte. Wie viel Flüssigkeit du genau brauchst hängt davon ab, welche Obst- und Gemüsearten du verwendest. Wenn du dich nicht nach einem Rezept richtest und ganz frei nach Lust und Laune mixt, dann verwende am Anfang nicht zu viel Flüssigkeit. Du kannst den fertigen Smoothie immer noch etwas verdünnen falls er dir zu dickflüssig sein sollte. Es gibt übrigens keine Vorschrift, dass ein Smoothie ausschließlich getrunken werden darf. Es handelt sich schließlich um eine Mahlzeit. Und wenn du magst, dann kannst du deinen Smoothie natürlich auch löffeln.

Da zu Beginn der Geschmack eines solchen Smoothies etwas gewöhnungsbedürftig sein kann, solltest du für deine ersten Versuche mehr Obst als Gemüse verwenden. Da Bananen den grünen Geschmack etwas überdecken, eignen sie sich perfekt für den Einstieg. Und mach es dir am Anfang nicht zu schwer! Komplizierte Rezepte kannst du später noch ausprobieren. Zu Anfang reichen Smoothies aus drei oder vier Zutaten. Wähle ein oder zwei Obstarten, ein grünes Gemüse und eine Flüssigkeit, mixe alles ordentlich und fertig ist dein Powerdrink. Wenn du mutiger wirst, kannst du deine Smoothies auch mit Gewürzen, Nussmus oder Kokosöl aufpeppen. Wenn du es etwas süßer magst, kannst du deinen Smoothie mit wenig Honig, Kokosblütenzucker oder Stevia nachsüßen. Besser ist es jedoch wenn dein Smoothie schon von vorneherein süß genug ist. Verwende nur richtig reifes Obst, denn dieses enthält den meisten Fruchtzucker. Auch ein oder zwei getrocknete Datteln lassen den Smoothie süßer werden.

Natürlich brauchst du für die Smoothieherstellung auch einen guten Mixer. Billige Geräte erzielen meistens keine guten Ergebnisse, der Smoothie wird nicht richtig sämig und enthält noch Fasern. Darum ist wahrscheinlich eine kleine Investition nicht zu umgehen. Ein guter Mixer sollte schon etwa 30.000 Umdrehungen pro Minute schaffen, damit die einzelnen Zutaten ausreichend fein püriert werden. Es muss aber auch kein Hochleistungsgerät für mehrere hundert Euro sein! Informiere dich am besten im Haushaltsgeschäft oder im Internet nach einem geeigneten Mixer.

Grüne Smoothies lassen sich perfekt in deinen Alltag einbauen. Weil sie voller Nährstoffe und Energie stecken, eigenen sie sich prima als komplettes Frühstück. Auch wenn es dir vielleicht anfangs komisch vorkommt dein Frühstück zu trinken wirst du sicher bald merken, dass so ein grüner Smoothie dich ganz schön lange satt halten kann. Wenn es dir am Morgen zu viel Arbeit macht einen Smoothie zuzubereiten kannst du in einem ruhigen Moment alle Zutaten schnippeln und dann portionsweise einfrieren. Smoothies sind natürlich auch eine tolle Zwischenmahlzeit und liefern dir beispielsweise nach dem Sport schnell wieder Energie.

Superfoods

Hinter dem Modewort "Superfoods" steht eine Reihe von Nahrungsmitteln, denen eine besonders gesundheitsfördernde Wirkung nachgesagt wird. Sie sind außergewöhnlich nährstoffreich und enthalten viele gute Substanzen wie Vitamine, Mineralstoffe oder Antioxidantien Der Begriff "Superfood" ist jedoch nicht geschützt, so dass eigentlich jede Firma sein Produkt als Superfood vermarkten kann. Die meisten Superfoods bezeichnen jedoch verschiedene naturbelassene Obst- und Gemüsearten, Samen, Nüsse, Kräuter oder Öle die fast überall erhältlich sind und natürlich die Kriterien einer cleanen Ernährung erfüllen. Die positive Wirkung einiger dieser Lebensmittel kennst du vielleicht auch schon, da sie bisweilen auch in der Naturheilkunde oder als Hausmittel, zum Beispiel bei Erkältungen eingesetzt werden. Sie bilden einen willkommenen Kontrast zu Nahrungsergänzungsmitteln und Vitaminpräparaten. Du kannst sie gelegentlich essen oder aber zu einem festen Bestandteil deiner Ernährung werden lassen.

Dieses Kapitel soll dir nun einen kurzen Überblick über die bekanntesten Superfoods geben und dir zeigen, wie sie auf vielfältige Weise deine Gesundheit und dein Wohlbefinden unterstützen und verbessern können. Die meisten Superfoods kommen allerdings nicht bei uns vor, sondern werden vor allem in subtropischen oder tropischen Gebieten angebaut, um dann nach Deutschland importiert zu werden. Sie haben also keinen guten ökologischen Fußabdruck. Doch zum Glück gibt es auch bei uns heimische Powerpflanzen, die den Exoten in nichts nachstehen. Auch diese findest du in der folgenden Superfoods-Liste.

Die **Acai-Beere** ist die Frucht der in Südamerika beheimateten Kohlpalme. Sie besitzt einen recht hohen Gehalt an antioxidativ wirkenden sekundären Pflanzenstoffen, vor allem an Anthocyanen, die auch für die blaue Färbung der Frucht verantwortlich sind. Sie haben einen positiven Einfluss auf den Cholesterinspiegel und das Immunsystem und wirken Krebs und anderen degenerativen Erkrankungen entgegen. Durch den hohen Anteil an Antioxidantien werden Extrakte der Acai-Beere auch in Anti-Aging-Kosmetika verwendet. Weitere ernährungsphysiologisch bedeutsame Inhaltsstoffe der Beere sind verschiedene Vitamine, Omega-3- und Omega-6-Fettsäuren, Ballaststoffe und Mineralien. Zu kaufen gibt es Acai-Beeren meistens als Saft, Püree oder Pulver. Damit kannst du zum Beispiel einen grünen Smoothie anreichern.

Aroniabeeren oder **Apfelbeeren** sind etwas kleiner als Blaubeeren und schmecken ähnlich, wenn auch etwas säuerlicher. Eigentlich stammt Aronia aus Nordamerika, mittlerweile werden Apfelfrüchte aber auch in Osteuropa angebaut. Aroniabeeren haben einen noch höheren Gehalt an Antioxidantien als Heidelbeeren! Diese schützen deine Zellen vor oxidativem Stress, sie wirken entzündungshemmend und senken dein Risiko für Herzkreislauf- und Krebserkrankungen. Daneben enthalten sie auch noch hohe Mengen an Vitamin B2, Vitamin C, Vitamin E, Eisen, Folsäure, Kalium, Calcium, Magnesium, Jod und Zink. Damit versorgen Aroniabeeren dich nicht nur mit lebenswichtigen Mineralstoffen, sondern sie stärken gleichzeitig dein Immunsystem und sorgen für eine schöne und gesunde Haut. Apfelbeeren werden meist in verarbeitetem Zustand gegessen. In Deutschland sind sie in getrockneter Form, als Saft oder als Marmelade erhältlich. Auch Aroniapflanzen gibt es zu kaufen, du kannst sie ganz einfach in deinem Garten anbauen und dann deine eigenen Superbeeren ernten.

Die **Avocado** enthält mehr Fett als alle anderen Obst- und Gemüsearten und ist mit 160 kcal pro 100 g Fruchtfleisch nicht gerade kalorienarm. Und trotzdem ist die Avocado eine richtige Superfrucht, die viele wertvolle Vitalstoffe enthält. Die Fette der Avocado setzen sich vor allem aus einfach ungesättigten Fettsäuren zusammen.

Diese tragen dazu bei, den LDL-Spiegel (also das schlechte Cholesterin) in deinem Blut zu senken. Avocados enthalten außerdem mehrere B-Vitamine die dir dabei helfen, dich besser konzentrieren zu können. Das Vitamin B5 hat außerdem noch eine positive Wirkung auf Haut und Haare. Doch auch andere Vitamine sowie wertvolle Mineralstoffe kommen in der Avocado vor. Weiterhin haben die grünen Früchte einen hohen Anteil an Ballaststoffen. Diese halten dich länger satt und dein Blutzuckerspiegel bleibt stabiler. Auf diese Weise unterstützt dich die vermeintliche Kalorienbombe sogar beim Abnehmen. Das leckere Fruchtfleisch der Avocado hat in reifem Zustand eine cremige, fast schon buttrige Konsistenz. Dadurch kannst du sie anstelle von Butter, Margarine oder Frischkäse perfekt als Brotaufstrich verwenden. Dazu vermengst du das zerdrückte Fruchtfleisch mit ein wenig Salz, Gewürzen oder kleingehacktem Knoblauch oder genießt sie einfach pur. Du kannst sie aber auch zu einer würzigen Guacamole oder einem Salatdressing weiterverarbeiten. Und als Zutat in einem Smoothie verleiht die Avocado dem Getränk eine wunderbar cremige Konsistenz.

Die Samen der Chiapflanze waren schon bei den Azteken ein wichtiges Nahrungsmittel. Sie enthalten Antioxidantien, Vitamine, Mineralstoffe und Proteine, doch am wichtigsten ist ihr hoher Gehalt an essentiellen Omega-6- und Omega-3-Fettsäuren. Sie senken den

Cholesterinspiegel und wirken dadurch positiv auf das Herz und die Blutgefäße. **Chiasamen** enthalten außerdem viele Ballaststoffe die teilweise wasserlöslich sind und bei Kontakt mit Wasser zu einer Art Gel werden. Eingeweichte Chiasamen können in der veganen Küche daher gut als Ei-Ersatz verwendet werden. Chiasamen können die zehnfache Menge ihres Eigengewichts an Wasser aufnehmen. Das wirkt sich sehr positiv auf die Verdauung aus. Die Ausscheidung von Giftstoffen wird gefördert und überschüssige Magensäure ausgeglichen. Durch den hohen Ballaststoffgehalt hält das Sättigungsgefühl länger an. Außerdem haben Chiasamen einen sehr niedrigen glykämischen Index und beeinflussen den Blutzuckerspiegel kaum, so dass du weniger mit Heißhungerattacken zu tun haben wirst. Ihnen werden noch weitere heilende und gesundheitsfördernde Eigenschaften nachgesagt, die bisher noch nicht wissenschaftlich nachgewiesen sind. Ähnliche Eigenschaften wie Chiasamen haben **Leinsamen**. Da bei ihnen die schleimbildenden Ballaststoffen aber im Samen sitzen, müssen sie vor dem Verzehr geschrotet werden. Dabei werden die ebenfalls enthaltenen Fettsäuren freigesetzt, die schnell ranzig werden. Darum kannst du bereits geschrotete Leinsamen nicht so lange aufbewahren. Letztendlich liegt der Vorteil von Chiasamen gegenüber Leinsamen vor allem in einem höheren Gehalt an Antioxidantien und Omega-3-Fettsäuren, sowie in einer einfacheren Zubereitun. Sie sind vielseitig einsetzbar. Du kannst sie in einen

Smoothie geben, aber auch zu Chia-Pudding oder Chia-Marmelade verarbeiten. Doch auch Leinsamen und die Schalen der **Flohsamen** haben sehr ähnliche Eigenschaften und gelten ihrerseits ebenfalls als Superfoods, die auch noch wesentlich günstiger sind.

Die **Erdbeere** ist wohl das beliebteste Beerenobst der Deutschen und das zu Recht. Die rote Beere, die botanisch gesehen gar keine Beere sondern eine Sammelnussfrucht ist, ist sehr kalorienarm. Dafür enthält sie einen wahren Cocktail aus Vital- und Nährstoffen. Erdbeeren sind reich an Folsäure, Kalium, Calcium und Magnesium. Schon 100 g Erdbeeren decken fast den kompletten Tagesbedarf eines Erwachsenen an Vitamin C! Weiterhin enthält die leckere Superfrucht zahlreiche sekundäre Pflanzenstoffe, die ebenfalls eine gesundheitsfördernde Wirkung haben. Sogenannte Polyphenole schützen deine Zellen vor oxidativem Stress und beugen dadurch Herz-Kreislauf-Erkrankungen und sogar Krebs vor! Auch eine antibakterielle Wirkung wird ihnen nachgesagt. Die Früchte der Erdbeere solltest du nur dann kaufen, wenn sie in Deutschland Saison haben, also etwa von Ende Mai bis Anfang August. Mit tiefgefrorenen oder gefriergetrockneten Erdbeeren und natürlich mit selbstgemachter Erdbeermarmelade kannst du jedoch das ganze Jahr über Erdbeeren genießen.

Gojibeeren sind ein klassisches Superfood und stammen aus China. Sie sind die Früchte einer Pflanze die den ganz gewöhnlichen Namen Gemeiner Bocksdorn trägt. Sie gilt als echte Powerbeere und wird sogar in der traditionellen chinesischen Medizin verwendet. Gojibeeren sind reich an Antioxidantien und haben einen positiven Effekt auf den Blutzuckerspiegel. Doch aufgepasst, Gojibeeren können Allergien auslösen! Und auch wenn du Medikamente zur Blutverdünnung einnimmst (Vitamin-K-Antagonisten) solltest du keine Gojibeeren essen, weil diese deren Wirkung verstärken indem sie den Abbau dieser Medikamente in deinem Körper verlangsamen.

In den letzten Jahren wurde die Gojibeere immer mehr als Wunderbeere und Allheilmittel vermarktet, doch dies solltest du kritisch betrachten. Es gibt nämlich keine Beweise für ihre angeblich besonders hohen Nährstoff- und Vitamingehalte. Im Gegenteil, sie enthält zum Beispiel nicht mehr Vitamin C als Erdbeeren. Doch schaden kann die Gojifrucht auch nicht, sie ist ähnlich gesund wie anderes Obst, aber ragt eben nicht heraus. Wenn dir die Gojibeere schmeckt, dann gibt es keinen Grund dafür, sie nicht mehr zu essen.

In der Reihe der Superfoods darf der **Granatapfel** auf keinen Fall fehlen. Die knallrote Farbe der Samen deutet schon darauf hin, dass der Granatapfel voller sekundärer Pflanzenstoffe steckt. Er enthält größere Mengen an Flavonoiden und Polyphenolen, beide Stoffgruppen gehören zu den Antioxidantien. Weitere wertvolle Inhaltsstoffe sind Kalium, Calcium, Eisen und Vitamin C. Im Gegensatz zu anderen Superfrüchten wurden die vielfältigen positiven Effekte des Granatapfels auf die menschliche Gesundheit in einigen hundert wissenschaftlichen Studien belegt. Der Granatapfel hat eine positive Wirkung auf das Herz-Kreislauf-System, wirkt Krebs und Arthritis entgegen. Er ist reich an Ballaststoffen die eine verdauungsfördernde Wirkung haben. Granatapfelsaft scheint außerdem das Stresshormon Cortisol zu reduzieren und einen positiven Einfluss auf den Hormonhaushalt zu haben. Und nicht zuletzt sind Granatäpfel einfach lecker und vielseitig in der Küche einsetzbar! Du kannst sie entsaften, gemeinsam mit anderen Zutaten zu einem Smoothie verarbeiten und Granatapfelkerne sind auch lecker im Oatmeal oder mit Naturjoghurt. Damit du Granatäpfel genießen kannst ohne jedes Mal deine Küche neu streichen zu müssen, hier ein kleiner Tipp: Schneide den Granatapfel vorsichtig durch. Dann nimmst du eine Schüssel Wasser und pulst die Kerne unter Wasser aus der Fruchthülle. Die Kerne sinken auf den Boden, so dass du die Schüssel einfach über einem Sieb ausleerst, wenn du fertig bist. So vermeidest du schwer entfernbare Granatapfelsaftflecken auf der Küche oder deiner Kleidung.

Hanfsamen machen garantiert nicht high, dafür stecken sie aber voller gesunder Inhaltsstoffe. Sie werden von ganz normalem und rauschgiftfreiem Nutzhanf geerntet und da die Samen der Hanfpflanze sowieso nicht den psychoaktiven Wirkstoff THC enthalten, sind sie ein sicheres und gesundes Lebensmittel. Hanf ist sogar eine der ältesten Kulturpflanzen der Menschheit und wurde schon von den alten Ägyptern angebaut. Hanfsamen sind eine hervorragende Proteinquelle da sie alle acht essentiellen Aminosäuren enthalten. Daneben versorgen dich Hanfsamen außerdem mit Ballaststoffen. Neben wichtigen Mineralien wie Magnesium, Eisen, Calcium und Kalium enthalten Hanfsamen auch Vitamine. Besonders erwähnenswert ist der hohe Gehalt an Vitamin B1 und Vitamin B2, sowie Vitamin E. Noch dazu kommen in den Samen des Hanfs Omega-6- und Omega-3-Fettsäuren im optimalen Verhältnis von 1:3 vor. Du kannst Hanfsamen auf vielfältige Weise in deinem Speiseplan unterbringen. Sie schmecken lecker im Müsli oder Oatmeal, du kannst sie zum Backen verwenden oder mit ihnen eine Suppe oder einen Smoothie verfeinern.

Heidelbeeren (auch **Blaubeeren** genannt) sind ein Superfood, das auch in unseren Breiten erhältlich ist. Ihre blaue Farbe erhalten sie von Anthocyanen, die im menschlichen Körper als Antioxidantien wirken. Sie schützen deine Körperzellen vor freien Radikalen und wirken dadurch krankheitsvorbeugend. Je dunkler sie gefärbt sind, desto besser. Wilde Heidelbeeren haben auch ein rotes Fruchtfleisch und dadurch einen höheren Anthocyananteil. Doch die helleren Kulturheidelbeeren aus dem Supermarkt sind ebenso gesund. Neben Antioxidantien enthalten Heidelbeeren die Vitamine C und E, verschiedene B-Vitamine, Eisen und Magnesium. Diese Inhaltsstoffe kräftigen dein Immunsystem und sind nebenbei auch noch gut für deine Haut. Kaufe frische Heidelbeeren nur in der Saison! In Deutschland werden sie von Juli bis August reif. Um Heidelbeeren das ganze Jahr über essen zu können, kannst du zu tiefgefrorenen oder getrockneten Früchten greifen. Heidelbeeren kannst du pur naschen, im Smoothie oder Saft genießen, dein morgendliches Oatmeal damit verfeinern oder sie zum Backen verwenden.

Ingwer ist eine echte Powerwurzel, die sowohl als Gewürz beispielsweise in der asiatischen Küche als auch in der Pflanzenheilkunde vielfache Verwendung findet. Ingwer enthält rund ein Dutzend verschiedene Antioxidantien, doch seine wahre Stärke liegt in dem Stoff Gingerol. Diese Substanz verleiht dem Ingwer seinen typischen, scharfen Geschmack und hat eine Reihe gesundheitsfördernder Eigenschaften: Es wirkt entzündungshemmend, schmerzstillend, fiebersenkend und antibakteriell, regt die Verdauung an, wirkt gegen Migräne und bekämpft Übelkeit. Außerdem steckt

Ingwer voller Vitamine und Mineralstoffe. Du kannst die tolle Wurzel in beinah jedem Supermarkt oder im Bioladen kaufen. Am wirkungsvollsten ist frischer Ingwer in Bioqualität. Ingwer kannst du roh essen, doch durch den scharfen Geschmack ist das nicht jedermanns Sache. Wenn du magst, kannst du Ingwer in einem grünen Smoothie verarbeiten oder einen selbstgepressten Saft damit aufpeppen. Geschälte Ingwerwurzeln kannst du in heißem Wasser kurz aufkochen, mit etwas Zitronensaft ergibt das einen leckeren, gesunden und wärmenden Tee. Auch Suppen, Salaten und anderen Gerichten verleiht Ingwer eine unverwechselbare Note.

Hast du schon einmal rohen **Kakao** probiert? Nein? Dann wird es aber höchste Zeit! In Form von Schokolade ist Kakao nicht besonders gesund, doch roher Kakao enthält eine Menge wertvoller Inhaltsstoffe. Diese vertragen jedoch keine hohen Temperaturen, so dass normale Schokolade oder Kakaopulver keine herausragenden Gesundheitsvorteile mehr hat. Zur Herstellung dieser Lebensmittel muss der Kakao nämlich bei hohen Temperaturen geröstet werden. Roher Kakao enthält jedoch etwa 300 verschiedene Substanzen, die teilweise eine positive Wirkung auf die menschliche Gesundheit haben. Dazu gehören die bereits bekannten Antioxidantien, sowie die als "Glücklichmacher" geltenden Stoffe Dopamin, Serotonin sowie das dem Kakao eigene Theobromin. Diese haben eine stimmungsaufhellende Wirkung und können Depressionen vorbeugen. Roher Kakao macht nicht nur glücklich sondern ist auch noch gesund und schützt deine Zellen vor freien Radikalen. Weiterhin haben Wissenschaftler einen neuen Inhaltsstoff entdeckt, der die Wundheilung unterstützt und Falten reduziert. Aufgrund dieser Eigenschaften heißt dieser Stoff *Cocoheal*. Kakao senkt den Blutdruck und den "schlechten " Cholesterinspiegel, regt die Durchblutung des Gehirns an, verbessert die Insulinempfindlichkeit und kann eine Leistungssteigerung hervorrufen. Rohen Kakao gibt es in Form von ganzen Kakaobohnen, sogenannten Kakaonibs oder als Pulver zu kaufen. Du kannst rohen Kakao als Schokoladenersatz knabbern, als Topping eines Müslis oder Joghurts verwenden, in den Smoothie tun und er schmeckt auch in manchen Tees sehr lecker. Mit rohem Kakaopulver kannst du außerdem deine eigene, cleane Schokolade herstellen!

Auch die Produkte der **Kokospalme** sind einfach super. Sie gilt auch als "Baum des Lebens", da fast alle Teile der Palme genutzt werden können. Vor allem **Kokoswasser** und **Kokosöl** haben besonders gute Eigenschaften. Kokoswasser wird aus der jungen, noch unreifen Kokosnuss gewonnen. Es ist kalorienarm und der hohe Elektrolytgehalt macht es zu einem tollen Getränk nicht nur für Sportler. Doch in Deutschland gibt es fast kein frisches Kokoswasser, schließlich wachsen bei uns auch keine Kokospalmen. Abgepacktes Kokoswasser wird meistens mit Ascorbinsäure, also Vitamin C, haltbar gemacht und es ist etwas teurer. Falls du aber, zum Beispiel im Urlaub die Gelegenheit hast frisches Kokoswasser direkt aus der jungen Kokosnuss zu trinken, dann solltest du es unbedingt probieren!

Kokosöl wird aus dem getrockneten Fruchtfleisch der reifen Kokosnuss gepresst und ist eines der besten Öle überhaupt. Es besteht zu einem großen Teil aus gesättigten Fettsäuren, weiterhin enthält es Magnesium, Calcium, Kalium, Natrium, Eisen, Phosphor, Aminosäuren und Vitamin E. Letzteres geht allerdings bei der Raffination des Öls verloren. Aufgrund des hohen Gehalts an gesättigten Fettsäuren ist Kokosöl bei Zimmertemperatur fest, es ist bei korrekter Lagerung bis zu zwei Jahren haltbar und oxidiert auch beim Erhitzen nicht. Dadurch ist es perfekt zum Braten geeignet. Mittelkettige Fettsäuren machen einen Großteil der in Kokosöl enthaltenen Fettsäuren aus, von denen rund die Hälfte Laurinsäure ist. Und genau der hohe Anteil an Laurinsäure ist es, der das Kokosöl zu einem Superfood macht, da diese das Immunsystem stärkt, antibakterielle, antivirale und fungizide Wirkung hat und dazu noch die Blutfettwerte verbessert. Weiterhin scheinen mittelkettige Fettsäuren den Stoffwechsel anzukurbeln und helfen dir so beim Abnehmen. Außerdem können diese Fettsäuren vom Körper direkt aufgenommen werden da sie, im Gegensatz zu anderen Fettsäuren, nicht erst modifiziert werden müssen. Du kannst Kokosöl aber nicht nur in der Küche zum Kochen, Backen und Braten verwenden, es ist auch als Kosmetikprodukt vielfach einsetzbar. Wenn du zum Beispiel unter trockener Haut oder Akne leidest, kann Kokosöl dir helfen. Du kannst es auch als natürliches Sonnenöl verwenden, es pflegt Kopfhaut und Haare und sogar die Zähne. Außerdem wirkt es abschreckend auf Parasiten wie Zecken, davon kannst nicht nur du profitieren, sondern auch deine Haustiere. Achte aber darauf, dass du unraffiniertes und naturbelassenes Kokosöl in Bioqualität kaufst, das bei der Herstellung nicht verändert, gebleicht, erhitzt oder auf andere Weise bearbeitet wurde.

Sprossen sind gekeimte Samen verschiedenster Pflanzen. Du kannst sie ganz einfach selbstziehen. So kannst du wenigstens einen kleinen Teil deines Essens selbstmachen, auch wenn du in der Stadt wohnst und keinen Garten oder Balkon zur Verfügung hast. Und nichts ist cleaner als selbstangebaute Lebensmittel! Sprossen enthalten jede Menge Eiweiße und Vitamine, sie sind vielseitig und billig herzustellen. Du kannst dir ein Keimglas kaufen oder eins selbst machen. Dazu nimmst du ein sauberes Gurkenglas in dessen Deckel du ein paar Belüftungslöcher bohrst. Als nächstes brauchst du Samen. Die gibt es im Bioladen, in der Gärtnerei oder in diversen Onlineshops. Du kannst ganz verschiedene Samen verwenden, z.B. Kresse, Brokkoli, Radieschen, Alfalfa, Senf, Sonnenblumen, Kürbis oder Linsen und es wird garantiert klappen! Alles was du tun musst, ist 2 EL der Samen über Nacht in deinem Keimglas einzuweichen und sie dann täglich ein- bis zweimal mit lauwarmen Wasser zu spülen. Stelle das Keimglas an einen hellen Platz ohne direkte Sonneneinstrahlung. Und nach etwa 3 - 7 Tagen je nach Pflanzenart kannst du deine Sprossen ernten. Sie schmecken lecker im Salat, als Topping verschiedener Gerichte, im Kräuterquark oder einfach auf einem Vollkornbrot mit Frischkäse.

Schon seit einiger Zeit wird **grüner Tee** als wahres Lebenselixier gefeiert. Tee ist, nach Wasser, das am meisten konsumierte Getränk der Welt und besonders grüner Tee hat viele positive Effekte auf den menschlichen Körper. Das liegt daran, dass grüner Tee mehr antioxidativ wirkende Substanzen enthält als alle anderen Teesorten. Dazu gehören vor allem zahlreiche Polyphenole und Vitamin C. Diese stärken das Immunsystem und schützen den Körper vor Krebs, da einige dieser Wirkstoffe das Wachstum von Krebszellen hemmen oder diese sogar abtöten können. Außerdem senken sie den "schlechten" Cholesterinspiegel. Wenn du grünen Tee trinkst, verminderst du dein Risiko für einen Schlaganfall und tust deinem Herz etwas Gutes. Und damit nicht genug, grüner Tee ist auch noch gut für das Gehirn! Einige der Polyphenole schützen nämlich die Gehirnzellen vor dem Absterben und dich auf diese

Weise vor den Krankheiten Parkinson und Alzheimer. Grüner Tee hilft außerdem deinem Körper dabei, Umweltgifte und Schlacken loszuwerden, er wirkt entwässernd und senkt dadurch den Blutdruck, schützt die Leber und hilft dir beim Abnehmen. Weiterhin ist grüner Tee gut für die Haut und wirkt von innen der Hautalterung entgegen. Genau wie Kaffee enthält grüner Tee ebenfalls Koffein, allerdings wesentlich weniger. Er hat eine angenehm anregende Wirkung und du wirst von einer höheren Konzentrationsfähigkeit profitieren. Nicht zuletzt ist grüner Tee lecker und vielfältig, denn es gibt viele verschiedene Sorten. Je nach Anbaugebiet und individueller Verarbeitung schmecken die einzelnen Tees anders und laden dich dazu ein, dich nach Lust und Laune durch das Sortiment zu testen. Damit du von Anfang an Freude an grünem Tee hast (falls du nicht schon Fan bist), solltest du dich an zwei Ratschläge halten:

1. Kaufe keinen billigen grünen Tee im Supermarkt, sondern gönne dir etwas gutes aus dem Teeladen. Oft gibt es auch kleine Päckchen zum Probieren. Lass dich ruhig beraten! Für den Anfang sind zum Beispiel Matcha oder Sencha zu empfehlen.

2. Halte dich an die Zubereitungshinweise auf der Verpackung! Wenn du grünen Tee zu heiß aufgießt oder

zu lange ziehen lässt, wird er nämlich bitter und das würde dir die Freude am Teegenuss sofort wieder verderben.

Mit diesen Superfoods kannst du sicher nichts falsch machen. Denke aber auch daran, dass diese oder andere als besonders gesundheitsfördernd angepriesene Lebensmittel nicht allein für deine Gesundheit und dein Wohlbefinden sorgen können. Nur mit einer ausgewogenen, vollwertigen Ernährung bleiben Körper und Seele gesund, und Clean Eating ist schließlich nichts anderes als eine moderne Vollwerternährung. Diese kannst du natürlich nach Belieben mit diesen Superfoods ergänzen. Bleibe aber auch immer kritisch! Wenn ein bestimmtes Lebensmittel als wahres Wundermittel vermarktet wird, dann stecken dahinter meistens ausgeklügelte Werbestrategien. Ein gutes Beispiel sind verschiedene Algenpräparate, wie zum Beispiel Chlorella oder Spirulina. Diese Mikroalgen enthalten wahrscheinlich nur einen Bruchteil der Nährstoffe, für die sie überall angepriesen werden und eine vollwertige Ernährung kann auch ohne sie auskommen.

Außerdem sind eigentlich fast alle Obst- und Gemüsearten Superfoods, sie stecken voller Mineralien und Vitamine und sind sehr vielseitig verwendbar. Du kannst dich ohne Bedenken durch die gesamte Vielfalt probieren und natürlich immer wieder auf deine Lieblingsarten zurückgreifen.

Fragen und Antworten

Falls du nach der Lektüre dieses Buches immer noch Fragen zum Thema Clean Eating hast, findest du vielleicht in diesem Kapitel die passende Antwort dazu.

Darf ich beim Clean Eating trotzdem noch Fleisch essen?

Wenn du im Internet oder in Kochbüchern nach cleanen Rezepten suchst, sind diese oft vegetarisch oder vegan. Doch eine cleane Ernährung muss nicht zwangsläufig fleischlos sein, auch wenn sie prima für Vegetarier oder Veganer geeignet ist.

Wenn du versuchst, "clean" zu werden, ist das gleichzeitig eine gute Gelegenheit, einmal deinen Fleischkonsum zu hinterfragen. Nicht zuletzt stecken viele Fleisch- und Wurstprodukte aus dem Supermarkt voller Zusatzstoffe und ungesunder Fette. Gegen mageres Fleisch oder Fisch ist aber absolut nichts einzuwenden, solange du diese Produkte in ihrem Rohzustand kaufst. Nach Empfehlung der deutschen Gesellschaft für Ernährung sollte man sowieso nur zwei- bis dreimal in der Woche Fleisch essen. Und wenn du seltener Fleisch isst, kannst du dafür zu qualitativ hochwertigeren Produkten greifen, die auch besser schmecken. Kaufe

Fleisch aus ökologischer Tierhaltung beim Fleischer und nicht aus der Kühltruhe. Dieses hat eine bessere Qualität und ist nicht mit Antibiotika oder Hormonen belastet. Vielleicht gibt es in deiner Umgebung ja auch einen Biobauernhof mit Hofladen. So unterstützt du nicht nur die regionale Landwirtschaft, sondern kannst dir auch noch live ansehen, wie deine Lebensmittel erzeugt werden.

Und wie sieht es mit anderen tierischen Produkten aus?

Auch Eier, Milchprodukte und Honig können Bestandteil einer cleanen Ernährungsweise sein. Doch gerade in Milchprodukten verbergen sich oft Zusatzstoffe und Zucker. Kaufe darum lieber keinen fertigen Fruchtjoghurt, denn darin sind nur noch wenige Früchte enthalten. Naturjoghurt oder griechischer Joghurt sind die bessere Wahl. Diese kannst du mit kleingeschnittenem Obst, Haferflocken, Kakaopulver und anderen Leckereien ganz einfach aufpeppen. Wenn du auf Joghurt verzichten möchtest, kannst du Sojajoghurt als pflanzliche Alternative ausprobieren.

Auch Käse ist genau genommen gar kein cleanes Lebensmittel, da er aus Kuhmilch hergestellt werden muss. Viele Schnittkäsesorten enthalten oft Farbstoffe und fertiger Streukäse Trennmittel. Trotzdem kannst du weiterhin Käse essen, wenn du magst. Achte auf qualitativ hochwertige Käsesorten!

Sind in der cleanen Ernährung nur Bio-Produkte erlaubt?

Laut Tosca Reno sollte man möglichst nur Obst und Gemüse aus biologischem Anbau konsumieren, da dieses "cleaner" ist. Möglicherweise enthalten Pflanzen aus Ökoanbau mehr Nährstoffe als solche aus konventionellem Anbau, doch genau geklärt ist dieser Zusammenhang noch nicht. Ob du Bio-Lebensmittel kaufst oder nicht, hängt letztlich auch davon ab, wie viel Geld dir zur Verfügung steht. Wenn du Fertiggerichte meidest und so viel wie möglich selbst zubereitest, kannst du sicher etwas Geld sparen und dieses dafür in qualitativ hochwertige Produkte investieren. Achte beim Einkaufen auch auf Regionalität und Saisonprodukte. Bio-Erdbeeren aus Spanien, die es im Dezember zu kaufen gibt, haben sicher wenig mit gesunder Ernährung zu tun und sie schmecken auch einfach nicht. Produkte aus der Region sind im Supermarkt meistens als solche gekennzeichnet und im Internet findest du Tabellen die dir zeigen wann welches Obst oder Gemüse in Deutschland Erntezeit hat.

Ist Clean Eating teuer?

Nun fragst du dich vielleicht ob du in Zukunft mehr Geld für Lebensmittel ausgeben wirst als bisher. Das ist durchaus möglich, vor allem wenn du dich öfter für Bio-Produkte entscheidest. Andererseits musst kannst du Geld sparen, wenn du Lebensmittel wie Soßen, Brotaufstriche oder Dressings nicht im Bioladen kaufst, sondern selbst zubereitest. Und du musst auch keine teuren Superfoods oder ausgefallenen Küchengeräte kaufen, wenn du sie dir nicht leisten kannst. Generell ist es aber besser, nicht am Essen zu sparen, denn was du isst beeinflusst deine Gesundheit im wesentlichen. Wenn du dich gesund ernährst, investierst du schließlich in deinen Körper. Probiere einfach aus, wie die Umsetzung des Clean Eating Konzepts für dich und deinen Geldbeutel am besten funktioniert.

Nimmt Clean Eating viel Zeit in Anspruch?

Jeden Tag frisch zu kochen kann zeitaufwändig sein. Wenn du wenig Zeit hast oder dich in einer stressigen Lebenslage befindest, fehlt oftmals die Muße dazu. Wenn du dann doch mal eine Pizza bestellst ist das keine Schande, denn du profitierst von der gewonnen Zeit.

Lass es aber nicht zur Gewohnheit werden! Es gibt auch viele einfache Gerichte, die sich schnell zubereiten lassen. Auch ein "ganz normales" Abendbrot lässt sich clean gestalten. Etwas Vollkornbrot mit Avocado oder Frischkäse mit frischen Sprossen oder Kräutern, ein kleiner Gemüseteller oder etwas Obst, das alles ist schnell vorbereitet.

Du kannst abends auch gleich das Frühstück vorbereiten, dazu eignen sich Overnight Oats besonders gut und vielleicht auch deine Lunchbox füllen, falls du dazu morgens keine Zeit hast. Viel Zeit spart auch eine vorrausschauende Planung. Nimm dir einen Abend pro Woche Zeit und überlege dir, was du in der nächsten Woche kochen möchtest und was du dazu einkaufen musst. Ein Großeinkauf spart Zeit, Geld und verhindert, dass du zu viele Lebensmittel wegwirfst.

Rezepte

Linsensalat

Zutaten:

200 g Linsen Beluga
2 Tomaten
1 Gurke
1/2 Lauch
Rucola Salat
7 EL Basalmico
Saft einer 1/2 Zitrone
4 EL Agavendicksaft
4 EL Olivenöl
Salz
diverse Kräuter nach eigener Wahl

Zubereitung:

Linsen 25 Minuten nach Packungsanleitung kochen, danach abkühlen lassen. Gemüse in Würfel und Streifen schneiden.

Dressing aus Balsamico Essig, Zitronensaft, Agavendicksaft, Olivenöl, Salz und Kräutern herstellen. Alles vermengen und servieren.

Bulgur Gemüse mit Rindfleisch-Hackbällchen

Zutaten für 4 Portionen:
1 Zwiebel
1 Brotscheibe
350 gr. Rinderhackfleisch
1 Ei
Salz, Pfeffer und Paprika
versch. Kräuter
150 gr. Bulgur
2 Zucchini
2 Paparika rot und gelb
1 Aubergine

Zubreitung:
Hackfleisch mit den gehackten Zwiebeln in eine Schüssel geben. Die Brotscheibe, das Ei, die Kräuter und die Gewürze hinzufügen und vermengen, bis es eine einheitliche Masse gibt. Kleine Bällchen damit formen und in einer heißen Pfanne anbraten. Dauer etwa 5 Minuten, danach warmhalten.

Bulgur nach Packungsanleitung kochen. Paprika würfeln, Zucchini und Aubergine in dünne Scheiben schneiden. Pfanne mit Öl erhitzen und das Gemüse darin 6 Minuten anbraten. Bulgur unterrühren und mit Gewürzen abschmecken.

Bulgurgemüse mit den Fleischbällchen sind servierbereit.

Hähnchen mit Kartoffelecken

Zutaten für 4 Portionen:
750 gr. Kartoffeln (festkochend)
Salz, Pfeffer und 2 TL Paprikapulver
400 gr. Hähnchenbrustfilet
nach Wahl glatte oder gehackte Petersilie

Zubereitung:
Backofen auf 200 Grad vorheizen. Kartoffeln unter
Wasser abbürsten und vierteln. Öl, Salz, Pfeffer und
Paprika in einer Schüssel vermengen und die
Kartoffelstücke darin wenden. Kartoffeln auf einem
Backblech etwa 40 Minuten backen.

Die Hähnchenfilets in Würfel schneiden und salzen. Öl in
einer Pfanne erhitzen und das Fleisch etwa 6 Minten
darin anbraten.

Fertige Kartoffeln mit der Petersilie bestreuen und die
Hähnchenstücke auf den Kartoffeln verteilen.

Gefüllte Tomaten mit Mozzarella

Zutaten für 4 Portionen:
8 Tomaten
150 gr. Mozzarella
2 rote Zwiebeln und 2 Knoblauchzehen
8 EL Paniermehl
1/2 Bund Petersilie
Salz, Pfeffer

Zubereitung:
Tomaten waschen und vorsichtig aushöhlen. Das ausgehöhlte Fruchtfleisch in eine Schüssel geben und mit dem fein gewürfelten Mozzarella vermengen. Backofen auf 200 Grad vorheizen.

Zwiebeln und Knoblauchzehen fein hacken und in einer heissen Pfanne mit Öl 2 Minuten glasig dünsten. Paniermehl hinzufügen und immer Rühren bis die Masse goldgeld wird.

Pfanneninhalt zur Tomaten-Mozzarellamasse geben. Mit Salz und Pfeffer würzen, alles vermengen. Tomaten mit dieser gefertigten Masse füllen und im Backofen etwa 8 Minuten backen lassen. Am Schluss mit gehackter Petersilie bestreuen und servieren.

Gemüse-Kartoffel Gratin

Zutaten 4 Portionen:
400 gr. Kartoffeln
3-4 Möhren je nach Grösse
150 gr. Grüne Bohnen, nach Wunsch Hälfte durch Erbsen ersetzen
350 ml. Gemüsebrühe
150 ml Sahne
Salz, Pfeffer, etwas Muskatnuss
100 gr. geriebener Käse
Kräuter zum verzieren

Zubereitung:
Kartoffeln schälen und in dünne Scheiben schneiden. Möhren waschen und in Scheiben schneiden. Bohnen putzen und in kleine Stücke schneiden. Alles in kochendem Salzwasser 10 Minuten kochen lassen. Backofen vorheizen 200 Grad.

Kartoffeln und Gemüse in eine Auflaufform geben. Gemüsebrühe, Sahne, Salz, Pfeffer und Muskatnuss vermengen und und in einem Topf erwärmen. Dies wird nun über die Kartoffeln und das Gemüse gegossen. Geriebenen Käse darüber geben.
Etwa 30 Minuten im Backofen backen. Nach Wunsch mit Kräutern verzieren.

Wirsinggemüse mit Hähnchenfilet

Zutaten 4 Portionen:
1 Wirsing
Salz, Pfeffer, gemahlener Kreuzkümmel nach Wunsch
4 Hähnchenbrustfilets je 100-120 gr.
150 gr. Schafskäse

Zubereitung:
Wirsing halbieren und den Strunk entfernen. Danach klein schneiden und waschen.
Olivenöl in einer grossen Pfanne erhitzen und den Wirsing darin 7 Minuten unter Rühren dünsten. Mit Salz, Pfeffer und Kreuzkümmel abschmecken.

Hähnchenfilets mit Salz und Pfeffer würzen. Die Filets in einer heißen Pfanne mit Öl etwa 5 Minuten anbraten. Das fertige Fleisch nun auf das Wirsinggemüse legen und bei niedriger Temperatur weiter dünsten lassen, bis die gewünschte Weiche des Wirsings erreicht ist.

Schafskäse in kleine Würfel schneiden und auf den Wirsing mit dem Fleisch geben.

Hirse-Gemüse-Laibchen

Zutaten:
1 Tasse Hirse
2 Tassen Wasser
1/2 Zucchini

1 kleine Karotte
3-4 Brokkoliröschen
1 Zwiebel
1 Knoblauchzehe
1 EL Gemüsebrühe Pulver
4 EL Semmelbrösel
1 Ei

Zubereitung:
Die Hirse in heißem Wasser 3 Mal waschen (wegen den Bitterstoffen), abtropfen lassen.

Gemüse sehr klein schneiden und mit den Zwiebeln in etwas Olivenöl anbraten. Dann mit 2 Tassen Wasser und 1 EL Gemüsebrühe ablöschen. Hirse hinzugeben, 5 Minuten kochen, Ei und Semmelbrösel hinzufügen und weitere 20 Minuten quellen lassen. Knoblauchzehe hineinpressen, gut vermischen.

Backofen bei 200 Grad vorheizen. Die Masse in kleine Laibchen formen. Diese noch etwas in Semmelbrösel wenden und auf einem Backblech bei 200 Grad ca. 40 Minuten backen.

Nach der 20 Minuten wenden und nach Belieben mit Olivenöl beträufeln.

Grießauflauf mit Äpfeln und Beeren

Zutaten:

150 gr. Vollkorngrieß oder Maisgrieß

1 l Sojamilch oder Reismilch

2 kleine Äpfel

Öl für die Form

200g Tiefkühlbeeren

Zubereitung:

Die Sojamilch aufkochen und den Grieß einrühren bis
ein dicker Brei entsteht. Danach, nach Geschmack süßen
(Honig), und die Hälfte des Breis in eine befettete
Auflaufform gießen. Die Äpfel schälen, das Kerngehäuse
entfernen, Äpfel in dünne Scheiben schneiden. Auf der
Grießmasse verteilen und mit dem restlichen Brei
abdecken. Abschließend die Beeren darüber verteilen.
Den Auflauf bei 200 Grad ca. 40 Minuten backen.

Grüner Smoothie

Zutaten:
150 gr. Spinat
2 Bananen
100 ml Orangensaft
50 ml Wasser oder Eiswürfel

Zubereitung:
Alle Zutaten in den Mixer geben und solang pürieren, bis
die gewünschte Konsistenz errreicht ist.

Apfel-Kiwi-Banane Smoothie

Zutaten:

1 Apfel
1 Kiwi
1 Banane
1 Orange
½ Liter Saft nach Wahl
Wasser oder Eiswürfel

Zubereitung:
Obst in den Mixer geben und 1 Minute pürieren. Saft
hinzufügen und nochmals pürieren. Wasser oder
Eiwürfel nach und nach hinzufügen, bis die gewünschte
Konsistenz erreicht wird.

Schlusswort

Vielen Dank für den Erwerb dieses Buches! Ich hoffe es konnte dir einen guten Überblick über den neuen Ernährungstrend des Clean Eating geben. Nun weißt du, dass sich hinter dem englischen Modewort nichts anderes als eine gesunde und abwechslungsreiche, vollwertige Ernährung verbirgt. Es ist keine Diät, darum musst du auch keine Punkte oder Kalorien zählen oder auf etwas verzichten. Im Gegenteil, du wirst auf deinem Weg viele neue, interessante und leckere Lebensmittel kennenlernen, die dein Leben bereichern werden. Denn Clean Eating ist viel mehr als nur ein Ernährungskonzept, sondern ein Lifestyle. Probiere es einfach aus und wage jeden Tag einen neuen Schritt. Vielleicht fällt es dir am Anfang noch schwer deine alten Gewohnheiten abzulegen und dich auf etwas Neues einzulassen. Das ist ganz normal und nur menschlich. Sei geduldig mit dir selbst und habe Spaß an der neuen Ernährung, das ist das Wichtigste!

Mit einem offenen Herzen und einer ordentlichen Portion Neugier wirst du deinen Weg in eine gesündere Lebensweise gehen. Ich wünsche dir viel Spaß dabei und natürlich einen guten Appetit!

Urheberrechte

Die Inhalte dieses Werkes unterliegen dem deutschen Urheberrecht. Die Vervielfältigung, Bearbeitung, Verbreitung und jede Art der Verwertung außerhalb der Grenzen des Urheberrechtes bedürfen der schriftlichen Zustimmung des jeweiligen Autors bzw. Erstellers. Downloads und Kopien dieser Seite sind nur für den privaten, nicht kommerziellen Gebrauch gestattet.

Email Newsletter

Anmeldung per Email um über Neuerscheinungen und News informiert zu werden, bitte eine Email an newsletter@mira-brand.de senden.

www.ingramcontent.com/pod-product-compliance
Lightning Source LLC
Chambersburg PA
CBHW071231280526
45787CB00002B/881